INSTRUCTION

RELATIVE

AU CHOLÉRA-MORBUS,

ET A L'EMPLOI

DES MOYENS DÉSINFECTANS,

Par Camille Leroy,

Membre de l'Intendance sanitaire du département de l'Isère, Professeur adjoint
à la Faculté des Sciences de Grenoble, Médecin en chef de la Direction des
Douanes de la même ville.

IMPRIMÉE PAR ORDRE DE LA MAIRIE.

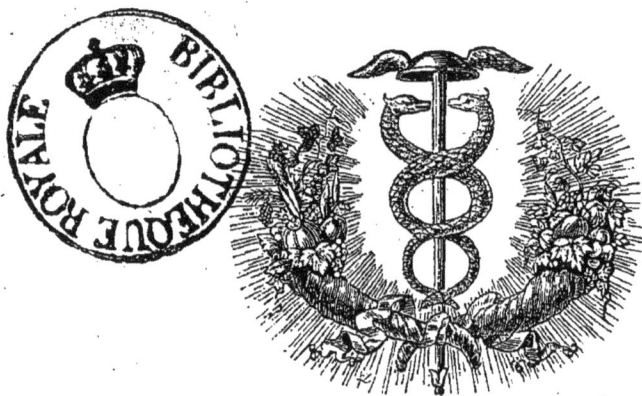

A GRENOBLE,

CHEZ BARATIER FRÈRES ET FILS, IMPRIM.-LIBRAIRES,
GRAND'RUE.

1832.

AVERTISSEMENT.

Cette Notice est à très-peu de chose près celle que je rédigeai l'été dernier sur l'invitation de l'intendance sanitaire et qui allait être publiée sans l'éloignement du danger qui semblait devoir la rendre complètement inutile. Si je me félicitai alors des circonstances heureuses qui en suspendirent l'impression, je croirais manquer à mes devoirs en ne cherchant pas à la répandre aujourd'hui que le fléau contre lequel il s'agissait de se prémunir, déjà développé dans le sein de notre patrie, nous menace plus directetement que jamais. Je m'y sens d'autant plus entraîné que les préceptes qu'elle renferme sont non-seulement applicables au choléra-morbus, mais encore à presque tous les genres d'infections. Je ne dirai rien d'ailleurs de ce travail. Résumé des faits et des conseils qu'on trouve dans tous les traités et qui ont été donnés par tous les observateurs, je ne revendique aucune des idées qu'il renferme : l'ordre, le plan et quelques réflexions seulement m'appartiennent. Je ne

pense pas qu'on me reproche l'extrême sim-
plicité de sa rédaction, ni l'absence qu'on y
remarque de toute discussion approfondie,
de toute doctrine médicale soit sur la na-
ture du mal et ses causes, soit sur son mode
de propagation, soit sur son traitement. Ce
sont justement ces défauts qui m'ont paru
devoir faire le mérite d'une instruction po-
pulaire: il ne peut, en effet, y avoir qu'affec-
tation et danger à faire étalage de science
et à soulever des questions théoriques devant ceux qui, ne pouvant en être les juges,
ne sauraient en faire que de fausses applications.

INSTRUCTION

RELATIVE

AU CHOLÉRA-MORBUS,

ET A L'EMPLOI

DES MOYENS DÉSINFECTANS.

« Le choléra, dit le rapport rédigé par la commis-
» sion centrale de Paris, est une maladie grave. Ce-
» pendant il est plus effrayant quand on l'attend qu'il
» n'est dangereux lorsqu'il existe. Beaucoup de ma-
» ladies épidémiques ont causé de plus grands ra-
» vages qu'il n'en a fait dans les contrées de l'Eu-
» rope où il a rencontré le plus de circonstances
» favorables à sa propagation. » Cette vérité doit
commencer à rassurer les esprits, surtout si nous
venons à penser qu'il est impossible qu'il fasse
parmi nous les mêmes progrès que dans la plupart
des pays qu'il a déjà parcouru. Eloigné de son foyer
primitif, et ne trouvant point en France les mêmes conditions que celles qui ont pu favoriser ailleurs son développement, il n'entraînera point certainement à sa suite cette mortalité qui, dans plusieurs lieux, a signalé son passage. Quels sont en
effet les peuples sur lesquels il a sévi avec le plus
de fureur? Ceux qui sont en proie à l'ignorance, à
la malpropreté, à la misère ou à l'esclavage, parce
que là, ou ils s'abandonnent à une aveugle fata-

lité, ou ils se révoltent contre l'autorité tutélaire qui veut conjurer l'orage. Ne craignons donc point d'envisager son approche avec calme, sans négliger toutefois aucun des moyens que l'art enseigne être les plus propres à s'en garantir. Il importe au contraire que chacun cherche à se mettre à l'abri de son action par des soins hygiéniques bien entendus et suivis avec constance ; car ces soins seuls jouissent d'une efficacité qu'on cesse de retrouver au même degré dans les divers remèdes proposés contre la maladie une fois qu'elle existe.

CHAPITRE PREMIER.

Mesures à prendre contre l'invasion de la maladie.

Ces mesures appelées prophylactiques ou préservatives, sont celles qui ont déjà paru utiles dans la plupart des cas d'épidémie, et que recommandent l'expérience et le raisonnement. Elles sont peu nombreuses, mais d'un succès presque certain ; car on a eu l'occasion d'en constater l'heureux effet dans presque tous les lieux où s'est manifesté le choléra-morbus. Sans connaître la cause essentielle de cette maladie, il n'en est pas moins vrai que certaines circonstances ont paru partout déterminer ou favoriser son développement, et qu'en les évitant, il y a de beaucoup plus grandes chances d'y échapper. Parmi ces circonstances, on compte principalement l'humidité, la malpropreté

du corps et des vêtemens, l'impureté des habita-
tions, le voisinage de lieux infectés ou par des matières en putréfaction ou par des eaux croupissantes,
l'abus des liqueurs spiritueuses, l'usage d'alimens
mal sains ainsi que d'alimens âcres, capables de laisser les organes digestifs dans un état d'irritabilité
fâcheux, l'épuisement qui résulte des excès de tout
genre. On mettra donc le plus grand soin à se soustraire autant que possible à toutes ces conditions dé-
favorables, en observant les règles que nous allons
successivement indiquer.

§ Ier. *Propreté et vêtemens.*

Toute cause d'infection ne pouvant qu'accroître
l'intensité de celle en laquelle existe le germe de la
maladie, on doit reconnaître de quelle importance
il est de s'attacher à prévenir par une propreté soi-
gneuse et presque recherchée, toute altération se-
condaire de l'air. Cette propreté est de deux genres :
l'une générale, extérieure, regarde la propreté des
rues, et l'assainissement des villes et des campagnes ;
elle se résume dans les mesures de salubrité qui
sont du domaine de la police, mais auxquelles il
importe que chacun concoure de tous ses efforts ;
l'autre, individuelle, intérieure, comprend les
soins réclamés par l'habitation et la personne. Sous
le premier de ces rapports, nous recommandons
expressément à chacun de veiller chez soi au renou-
vellement de l'air et à l'enlèvement de tout ce qui

peut en altérer la pureté. Que nul ne souffre dans sa maison aucun immondice, aucune matière en putréfaction, aucun amas ou entassement, soit de linge sale, soit d'effets capables de s'emparer des miasmes putrides. Il faut que les balayures ainsi que les eaux ménagères soient descendues et versées dans le ruisseau de la rue, que les escaliers et les allées soient balayées tous les jours, que les cours, leurs ruisseaux et les gargouilles, séjours ordinaires de mille débris, soient fréquemment lavées. Pour les logemens bas et humides, on peut jusqu'à un certain point les améliorer en les desséchant au moyen d'un petit tas de chaux vive qu'on renouvelle toutes les fois qu'elle est éteinte et réduite en poussière. Quant aux personnes, elles devront avoir soin de prendre de temps en temps un bain ordinaire ou de se laver fréquemment, soit avec de l'eau de savon, soit avec de l'eau acidulée par l'addition d'un peu de vinaigre. Le changement fréquent de linge sera très-utile. Une bonne chaussure est surtout de rigueur. Pour les autres vêtemens, ils devront varier selon la saison, mais être toujours choisis de manière à éviter les refroidissemens subits qui paraissent disposer à la maladie, et par lesquels elle marque presque toujours son invasion. La flanelle sur la peau ou des pièces de laine sur les parties les plus susceptibles de saisissement par le froid, comme les pieds, la poitrine, le ventre ont été de tout temps conseillées dans ce but. Une ceinture de peau doublée de flanelle ou de flanelle seulement convient particulièrement, soit pour soutenir les reins et l'estomac, soit pour y entretenir la chaleur, et porter à une transpiration insensible et continue.

§ II. *Régime.*

S'il est un point qui mérite d'être surveillé, c'est le régime; car si on ignore la manière dont se propage et se développe le choléra-morbus dans le sein de l'économie, on sait du moins que c'est sur les organes digestifs qu'il détermine ses principaux effets. Il faut donc éviter de lui fournir aucune prise en stimulant, irritant ou relâchant outre mesure ces organes par l'adoption d'une nourriture insalubre ou par des excès d'intempérance. Les gros mangeurs, les ivrognes, tous ceux qui se livrent aux excès de table, sont plus sujets à la maladie que les autres. Il convient donc de ne jamais surcharger son estomac à aucun repas, et de suivre en tout les préceptes de la sobriété. Pour ceux qui font usage d'alimens sains et simplement préparés, il n'y a presque rien à changer à leurs habitudes ; mais ceux qui s'abandonnent à la bonne chère, qui font un grand usage de vin et de liqueurs, de substances âcres, épicées, succulentes, doivent nécessairement les réformer. Une nourriture un peu tonique convient néanmoins comme douant l'homme d'une force particulière de résistance contre l'invasion du mal ; ainsi le bon vin, le chocolat, le café, le thé, peuvent être pris en quantité modérée. Les viandes de

boucherie, le poisson, les œufs, le pain bien cuit et
bien levé, ainsi que les végétaux stimulans ou nutri-
tifs, tels que les artichauds, les cardons, les scorço-
nères, les carottes, le cresson, les végétaux frais, les
pommes de terre, le riz et la plupart des farineux
constituent les meilleurs alimens. Les viandes et les
poissons salés, la charcuterie, les pâtisseries lourdes
et grasses, les salades, les fruits, surtout ceux qui
sont verts ou gâtés, les légumes secs, à moins qu'ils
ne soient bien cuits, sont au contraire les moins
convenables comme étant ou trop peu nourrissans,
ou de trop difficile digestion. La bierre trop ré-
cente, le vin doux, l'eau froide sont regardées
comme nuisibles. Les meilleures boissons sont le
vin très-étendu, ou de l'eau aiguisée par un peu de
vinaigre ou d'eau-de-vie. En général, il ne faut jamais boire qu'avec modération, et s'abstenir surtout des boissons froides prises pendant que le corps
est en sueur.

§ III. *Affections de l'ame.*

Les affections de l'ame exercent sur le physique
l'influence la plus marquée. Chacun sait, en effet,
tout ce qu'elles peuvent produire de ressort ou d'a-
battement. Sous ce rapport, elles disposent plus ou
moins facilement, soit à résister à la maladie, soit
à la contracter. Sans doute, on ne les dirige pas toujours à son gré, et les efforts que l'homme tente à

cet égard sont souvent plus ou moins vains ; mais s'il est des circonstances où il lui convient de se commander, où il doit tâcher d'être maître de lui-même, c'est surtout dans celle qui nous occupe. Pour être utile à lui comme aux autres, il faut absolument qu'il cherche à conserver le calme de l'esprit comme à se mettre au-dessus de la crainte, par l'impassibilité et la résignation. La peur en effet, la peur ne fait que rendre l'invasion du choléra-morbus plus imminente. Toutes les passions énervantes, telles que la tristesse, la jalousie, les chagrins sont dans le même cas. Il faut tâcher de les dominer. Toutes celles qui, marquées d'abord par une exhaltation momentanée, sont suivies d'un état d'abattement et de fatigue, comme celles qui peuvent exciter des émotions trop fortes, doivent également être réprimées. C'est ici que les régles de la tempérance sont de toute nécessité. Les veilles prolongées, les travaux de l'esprit, en déterminant une contention plus ou moins énervante du cerveau, ne sont pas moins dangereux.

§ IV. *Précautions générales.*

Nous venons d'indiquer les objets qui réclament une attention spéciale ; mais si la maladie vient à se manifester dans une ville ou seulement à s'en approcher, il faudra non-senlement redoubler de précaution à leur égard, mais y ajouter encore d'autres soins. Il convient alors de ne pas s'arrêter dans les rues sans nécessité, de redoubler de surveillance pour éviter les impressions trop extrêmes du froid, de la chaleur et de l'humidité ainsi que les variations trop brusques de température, de ne pas se promener le soir, de restreindre les réunions trop nombreuses, de se coucher de bonne heure en ne laissant aucune croisée ouverte la nuit, enfin de fuir tout rapport inutile avec les lieux infectés. On fera bien de faire du feu dans les appartemens, surtout le soir et le matin, de renouveller souvent l'air dans la journée, de se servir de lit sans rideaux, de ne garder aucun excrément dans sa chambre, etc. On joindra à ces préceptes l'usage d'une boisson légèrement sudorifique ou aromatique telle qu'une infusion ou de sureau, ou de menthe ou de camomille prise par tasse matin et soir. Un verre d'eau sucrée avec addition de quelques gouttes d'éther ou d'une petite quantité de liqueur d'absinthe, deux ou trois cuillerées de vin de quinquina préparé en mettant macérer une once de cette substance dans une pinte de liquide, conviendront également. Enfin, ce sera le cas de recourir aux agens anti-putrides dont nous allons nous occuper.

CHAPITRE SECOND.

Des moyens désinfectans et de leur emploi.

Si le choléra-morbus est capable de se transmet-
tre, ce n'est évidemment que par voie d'infection,
c'est-à-dire au moyen de miasmes qui, dégagés
des personnes atteintes, se répandent dans l'atmo-
sphère, et y déposant le germe de la maladie, vont
la susciter chez ceux qui se trouvent soumis à leur
influence et dans des conditions favorables à son développement. Telle est la manière d'entendre sa
propagation. Dans cette supposition rendue proba-
ble par une foule de faits, on doit sentir que ce qu'il
peut y avoir de mieux à faire pour s'opposer à ses
progrès et se soustraire à son action, c'est la destruc-
tion de ces mêmes miasmes qui lui servent de fer-
ment ou de levain. Or, c'est là l'effet des moyens
désinfectans.

Autrefois on employait comme tels le dégagement
de certaines matières fortement odorantes , comme
l'encens, le benjoin, le camphre, le sucre ou le vinaigre projetés sur des charbons enflammés ; la com-
bustion du papier, de la corne, des végétaux aro-
matiques, était utilisée de la même manière ; mais
on sait aujourd'hui que ces substances ne détruisent
nullement les miasmes putrides, elles ne font que
masquer leur odeur par l'odeur plus ou moins forte
ou suave qu'elles répandent ; de sorte que , tout

en étant loin d'y être contraires, elles n'atteignent point le but qu'on doit se proposer.

Les vapeurs acides sont d'un effet bien plus certain. Leur vive action sur les matières organisées les doue du pouvoir de détruire ou du moins de dénaturer la plupart des émanations qui s'en dégagent; aussi les a-t-on toujours conseillées pour corriger les altérations qu'elles produisent dans l'air. On leur donne facilement naissance, soit en projetant sur des charbons ardens ou sur une pêle rouge du soufre seul ou un mélange de soufre et de nitre, soit en traitant à froid, et mieux à chaud si l'on veut une production plus vive de gaz, du sel marin ou du sel de nitre par la moitié de leur poids d'acide sulfurique. Chacun peut recourir facilement à l'un ou l'autre de ces moyens; mais il est à remarquer que l'on ne peut jamais produire qu'une quantité médiocre de ces acides dans les lieux habités, parce que leur action est très-irritante sur la poitrine et qu'ils suffoquent les personnes qui les respirent.

Le chlore présente le même inconvénient si on le dégage en quantité un peu notable; mais de tous les corps que nous examinons, il est sans contredit le plus efficace : il a pour effet certain de détruire les miasmes en les décomposant; c'est donc à lui qu'il faut préférablement avoir recours.

On obtient le chlore de deux manières : ou en se servant du chlorure de chaux, ou par voie de fumigation. Dans le premier cas, son dégagement est lent, mais plus continu; il convient davantage par conséquent pour assainir les lieux habités et faire des immersions ou des lavages. Dans le second cas, son dégagement est plus instantané et plus rapide ; il est préférable alors pour purifier des espaces fermés ou les objets qu'on y dépose. Selon les circonstances, il y a donc avantage à préférer tantôt l'un tantôt l'autre procédé, comme à s'en servir quelquefois simultanément.

Le chlorure de chaux s'emploie en le délayant exactement dans l'eau, soit avec la main, soit en le faisant passer à travers un tamis. Pour rendre la mixtion plus intime on n'ajoute l'eau au chlorure que petit à petit et en commençant par convertir celui-ci à l'état pâteux ou de bouillie. Le mélange se fait dans la proportion de deux à trois cuillerées à bouche de cette substance par pinte de liquide pour de petites quantités, et pour de grandes quantités dans la proportion d'une livre sur quarante à cinquante. Tous les matins on devra en préparer suffisamment pour arroser les chambres, les corridors, les lieux d'aisance, et pour en avoir en réserve une certaine quantité que l'on conservera dans un des coins de l'appartement, de manière à pouvoir s'y laver fréquemment les mains comme en respirer l'odeur. Le restant de cette quantité servirait à faire de nouvelles aspersions le soir, surtout auprès des lits et devant les portes et les croisées.

Le chlorure de chaux ainsi employé donne une solution laiteuse et un dépôt plus ou moins épais. C'est dans quelques cas un inconvénient qu'on corrige plus ou moins complétement en le filtrant au papier ou en le passant à travers un linge fin. Je dois ajouter qu'il convient en outre de l'exposer toujours dans des vases plutôt larges que profonds, car cette substance ne se décomposant que par l'action de l'acide carbonique de l'air, il ne peut y avoir dégagement facile de chlore qu'autant qu'elle se présente à ce dernier sous une grande surface. C'est encore pourquoi il y a de l'avantage à agiter de temps en temps la solution et à y tremper les mains, comme moyens de disperser plus efficacement le gaz anti-putride*.

Les fumigations de chlore se font en mélangeant dans un vase de terre vernissée que l'on chauffe légèrement deux onces de péroxide de manganèse et huit onces d'acide hydrochlorique, ou bien quatre onces de sel marin, une once de péroxide de manganèse et quatre onces d'acide sulfurique étendu de moitié son poids d'eau. Ces quantités sont suffisantes pour une chambre d'environ seize toises de surface. Ces fumigations, en donnant de suite une trop grande quantité de gaz, ne conviennent pas pour les lieux habités; elles exciteraient la toux et pinceraient douloureusement la poitrine; mais elles conviennent parfaitement pour les espaces fermés

---

* Je ne fais ici aucune mention du chlorure de soude, parce que son action n'est pas plus prononcée que celle du chlorure de chaux; celui ci peut le remplacer dans tous les cas et toujours avec économie.

comme pour tous les objets qui peuvent y être con-
tenus; elles sont aussi d'un grand effet pour purifier soit les pièces qui ont été occupées par des malades, soit les écuries après en avoir fait sortir les
bestiaux, et pour détruire les miasmes qui peuvent
s'attacher au linge ou aux vêtemens, après les avoir
renfermés dans un cabinet isolé. Pour en faire usage,
on ferme d'abord portes et fenêtres pendant quelques heures, afin que le gaz ne s'échappe pas au
dehors; et, selon les cas, on les renouvelle plus ou
moins souvent.

Quant aux personnes, elles peuvent, indépen-
damment de ces soins donnés à l'assainissement de
leur demeure, se rincer la bouche et se laver le
corps avec de l'eau chlorurée. Avant de sortir le
matin, on peut encore tremper un mouchoir dans
la même eau, et en respirer fréquemment l'odeur.
Quatre onces de chlorure de chaux ajoutées à un
bain suffisent pour le rendre anti-septique. Enfin
chacun en sortant fera bien de porter sur soi un
aromate quelconque propre à être senti ou mâché,
tel qu'un flacon d'alcali volatil ou de vinaigre radi-
cal, du camphre, de l'angélique, de la canelle, de
la rhubarbe ou du quinquina. On ne doit s'assujétir
à ces moyens, on le sent, que lorsque l'épidémie
est régnante; il en est de même des solutions et des
fumigations de chlore qui cependant peuvent servir
en tout temps et dans toutes les circonstances de
moyens de purification.

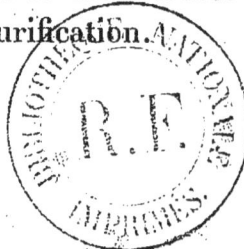

2

CHAPITRE TROISIÈME.

*Premiers soins à donner aux malades, et précautions
à prendre par ceux qui les approchent.*

Nous supposons que malgré toutes les attentions
prises ou faute d'y avoir eu recours, la maladie se
déclare. D'autres soins sont alors commandés. C'est
au médecin à les fixer ; mais comme on peut ne pas
l'avoir de suite à sa disposition , il importe que
chacun connaisse ceux qu'il faut d'abord mettre en
usage. Rappelons auparavant par quels signes
se manifeste l'invasion du choléra, afin d'éviter
toute méprise aux personnes étrangères à l'art de
guérir.

Chez quelques malades, elle est précédée d'une
certaine expression de la phisionomie accompagnée
d'un état de langueur avec des douleurs vagues et
un violent mal de tête. Chez beaucoup d'autres, cette
invasion est au contraire subite ; mais dans l'un et
l'autre cas, la maladie se reconnaît toujours à un petit nombre de caractères. Les plus constans sont des
vertiges, des étourdissemens, une pâleur souvent
plombée et bleuâtre de la face avec altération prononcée des traits, des douleurs vives et profondes dans
la région de l'estomac, des borborygmes (gargouille-
mens) dans les intestins, des vomissemens répétés
et des selles fréquentes par lesquelles sont rendues
d'abord les substances ingérées ; et ensuite des ma-

tières fluides et blanchâtres. Une soif ardente, un sentiment d'oppression, un état d'ardeur dans la poitrine et le creux de l'estomac, des anxiétés tourmentent en même temps le malade. Il éprouve des lassitudes et des crampes plus ou moins violentes dans les membres, quelquefois même des mouvemens convulsifs. Sous l'empire de ces symptômes, dont la marche est plus ou moins rapide, et dont la première manifestation a ordinairement lieu dans la nuit ou le matin, des frissons se font sentir dans diverses parties du corps, entre autre le long de l'épine du dos, les forces s'éteignent, les extrémités inférieures deviennent froides, la figure se décompose, et le pouls disparaît.

Tels sont les effets du choléra-morbus ; ils dénotent tous la perturbation la plus profonde de l'économie produite par une influence délétère. Le pénible tableau que nous en avons tracé est cependant susceptible d'offrir plusieurs modifications. Souvent le mal va lentement et s'arrête comme de lui-même après les premiers symptômes. Le tempérament, l'âge, diverses circonstances paraissent aussi influer sur sa marche et ses résultats. En général, les enfans y sont peu exposés, les femmes beaucoup moins que les hommes, et les vieillards moins que les adultes.

Que faire en pareil cas ? Selon tous les médecins qui ont eu l'occasion de voir de près la maladie et de la traiter, la première indication à remplir est de rappeler à la peau la chaleur et la vie, en évitant

de fatiguer les organes intérieurs déjà trop irrités.
Dans ce double but, le malade devra être mis sur-
le-champ au lit. On cherchera à le réchauffer par
des fers, des briques ou du linge presque brûlant,
pendant qu'on lui préparera, si cela est possible,
un bain chaud ou de vapeur. Celui-ci peut se donner en asséyant le malade bien enveloppé sur une
chaise à jour sous laquelle on placera un vase en
terre, contenant du vinaigre seul ou camphré qu'on
fera vaporiser en y projetant successivement des
cailloux ou des morceaux de briques ou de fer rou-
gis. Ce bain durera de 15 à 20 minutes. Le malade sera ensuite couché entre des couvertures de
laine très-sèches et très-chaudes. Tous les quarts-
d'heure, on lui donnera une tasse d'une infusion de
menthe, ou de camomille, ou même de sauge ou
de sureau, afin de provoquer une transpiration abon-
dante qu'on devra favoriser en même temps par toutes sortes de frictions ou d'applications extérieures
chaudes et actives. C'est ainsi qu'on ne cessera pas
de lui frotter sous les couvertures, les pieds, les
jambes, les mains, les bras, et le creux de l'estomac avec une flanelle trempée dans du vinaigre ou
de l'eau-de-vie sinapisée. Ce mélange doit être très-
chaud et fait dans la proportion d'une cuillerée à
bouche de moutarde, et d'un quart d'once de camphre sur une pinte de liquide *. L'alcool vulné-

---

* La commission centrale de Paris conseille pour liniment la pré-
paration suivante qui paraît avoir été employée avec un succès
tout particulier :

raire, l'esprit de cochléaria , l'ammoniaque mélangée à dix fois son poids d'eau pourraient être employés de la même manière. On aura également recours aux cataplasmes de lin recouverts de moutarde , d'eau-de-vie camphrée ou d'huile de térébenthine appliqués sur l'estomac, et aux sinapismes appliqués sur les extrémités. L'esprit de mindererus ou acétate d'ammoniaque ajouté à la dose de 20 à 3o gouttes dans chaque tasse de boisson me paraîtrait , dès le début, très-approprié au but qu'on se propose. Il en est de même de la liqueur ammoniacale camphrée administrée par 12 à 15 gouttes dans un véhicule édulcoré. Cette liqueur, recommandée à Paris, se prépare en mélangeant 12 onces d'esprit de vin, 3 onces d'ammoniaque à 18°, une demie once d'huile essentielle d'anis, et 1 gros et demi de camphre. Tels sont les moyens par lesquels on combattra d'abord la maladie en cherchant à exciter fortement la peau ; mais si elle résistait à ces premiers soins , il faudrait nécessairement recourir à d'autres remèdes. Leur nomenclature ne peut faire l'objet de cette instruction. C'est aux hommes de l'art à en discuter entre eux la valeur, comme à en

---

Prenez : Eau-de-vie , une chopine ;
Vinaigre fort , une chopine ;
Moutarde en poudre , une demie once ;
Camphre , deux gros ;
Poivre , deux gros ;
Une gousse d'ail pilée ;
Mettez le tout dans un flacon bien bouché, et faites infuser, pendant trois jours au soleil ou dans un endroit chaud.

conseiller l'usage, et je ne dois pas anticiper ici, à
l'aide de simples conjectures, sur les arrêts que por-
tera l'expérience à l'égard de leur plus ou moins
grande efficacité *.

Il sera prudent que dans chaque ménage on tâche
autant que possible d'avoir une chambre spéciale
destinée aux malades de la famille, afin de ne point
courir le risque d'infecter tout un appartement. Ce

---

* Si j'ai cité un aussi grand nombre de premiers moyens, ce n'est
point qu'on doive les employer tous; mais afin que sur le nombre,
chacun puisse choisir celui qui sera le mieux à sa portée, ou les
varier. Quant aux traitemens ultérieurs à proposer, on concevra
aisément ma réserve. Cependant s'il convient d'attendre que
l'expérience prononce sur leur mérite, je ne puis me refuser à ci-
ter, comme exemple, celui que vient de faire connaître par la
voie des journaux, M. Alphonse Dumartray, parce qu'il m'a paru,
ainsi qu'à plusieurs de mes collègues, offrir une réunion simple des
meilleurs remèdes qui aient été conseillés. Il prétend, avec ce remède
non-seulement s'être guéri ainsi que sa famille du choléra-morbus,
mais avoir traité avec succès un grand nombre de malades. La
base de ce traitement, qui lui fut ordonné par le docteur Godfroy,
est une potion composée d'éther, de laudanum et d'eau de fleur
d'oranger.

« Durant quatre ans, dit-il, que je restai au Bengale, sur mon
» habitation, occupant journellement cinq à six cents manœuvres
» indiens, j'eus à peu près deux cents cas de choléra à traiter. Je
» les guéris tous avec la potion ci-dessus mentionnée. Après l'avoir
» édulcorée avec un peu de sucre, je l'étendais dans un véhicule
» du poids de deux onces environ, composé d'eau et d'eau-de-vie
» de chaque égale quantité. Je mettais suivant l'intensité de la ma-
» ladie : du laudanum, depuis 30 jusqu'à 90 gouttes; d'éther,
» depuis 15 jusqu'à 45 gouttes; d'eau de fleur d'oranger, une cuil-
» lerée à soupe. Je faisais prendre le tout en une seule fois, et je
» répétais, si les vomissemens et les selles ne cessaient pas. J'ajou-
» tais à ce traitement de fortes frictions avec l'alcool; enfin, par

sera une espèce de petite infirmerie où devront se trouver en permanence les substances et les effets indispensables au premier traitement tel que nous venons de le décrire. Dès que des malades y existeront, on aura soin d'en éloigner tous les membres inutiles, comme les enfans et les infirmes, et on aura fréquemment recours aux moyens de purification conseillés.

Cette chambre devra être arrosée au moins deux fois par jour avec les solutions chlorurées ; on en tiendra toujours une pleine assiette sous les lits, comme on s'en servira pour rincer les vases de nuit dans lesquels il sera convenable d'en laisser toujours une petite quantité. Le linge sale, avant d'être donné à blanchir, sera trempé dans la même solution. Ces précautions sont non-seulement à prendre dans l'intérêt des malades, mais encore dans l'intérêt des personnes qui les approchent, malgré qu'on ait observé que la maladie était peu transmissible dans l'intérieur des familles, à cause de la préoccupation et de l'activité qui y règnent et qui produisent toujours une diversion favorable ; aussi ne doit-on

---

» tous les moyens possibles, je rappelais la chaleur à l'extérieur Je » le répète, sur à peu près deux cents cas de choléra, pas une seule » personne n'a succombé.

» Je crois devoir appuyer toutes les recommandations déjà faites » du chlorure ; car je pense que cette précaution de ma part n'a pas » peu contribué à me préserver, dans plusieurs contrées, de la fièvre » jaune et autres maladies épidémiques qui y règnent.

Il serait facile d'ailleurs à chaque médecin de modifier cette formule, et même avec avantage, pour nos contrées.

pas craindre de soigner les malades avec courage et persévérance; sans cesser toutefois de prendre quelques soins lorsqu'on les approche. Il faut autant que possible éviter de rester à jeun, boire tous les matins en petite quantité un élixir stomachique, éviter leur respiration, ne pas mettre le nez sous leurs couvertures, et chaque fois qu'on les quitte, se laver les mains, le visage et se rincer la bouche avec une dissolution faible de chlorure de chaux. Pour cette dissolution, deux cuillerées à café de chlorure dans une bouteille d'eau froide suffisent. Pour les personnes qui, par état, se vouent au service des malades, elles feront bien de s'éponger matin et soir le corps avec une solution semblable, de changer au moins tous les jours de vêtemens, en ayant soin de soumettre ceux qu'elles quittent à l'action d'une fumigation de chlore jusqu'au moment de les reprendre. Les vêtemens de laine, plus capables que les autres de s'imprégner de miasmes, devront surtout être soumis à cette épreuve.

CONCLUSION.

Je me suis occupé jusqu'ici des soins dont on doit en général faire usage contre le développement du cholera-morbus. Chacun aura plus ou moins de facilité à les mettre en pratique, et il est hors de doute que la charité publique, que les classes aisées ne s'empressent, le cas échéant, de fournir à ceux qui manqueraient de ressources suffisantes les

moyens de repousser le danger. L'autorité elle-
même les secondera certainement en se mettant à
la tête de ce mouvement de bienfaisance pour le
régulariser ; mais ce qui est de l'intérêt de tous,
c'est une grande subordination aux mesures de police sanitaire, une grande confiance dans les personnes investies du droit de les prendre et de les
appliquer ; sans quoi il en résulte un désordre qui
ne fait qu'aggraver le mal et qui le complique de
tous les malheurs possibles. Dans les cas d'épidémie grave, les populations atteintes, souffrantes de
plusieurs manières, sont souvent jetées dans un
état voisin du désespoir ; elles s'irritent et ne veu-
lent plus entendre parler de discipline, d'ordre et
de précautions : on les a vues quelquefois enfrein-
dre les réglemens les plus sages et se porter à de
rigoureuses extrémités, fruits de l'ignorance et de
l'exaspération. Ce sont des imprudences qu'elles
ont souvent payées bien cher, et à la suite des-
quelles on a vu l'infection sévir avec bien plus de
force et de durée et même reparaître. L'expérience
a en effet prouvé que là où les mesures sanitaires
ont été rigoureusement observées, le mal s'est pro-
pagé dans une proportion infiniment moindre que
dans le cas contraire. Dans de pareilles calamités,
le dévouement et le patriotisme sont des vertus
dont chacun doit donner l'exemple, et elles con-
sistent surtout à savoir se soumettre à la nécessité, s'imposer des privations et s'utiliser de mille
manières vis-à-vis ceux qui ont besoin de soins

et de secours ; alors le fléau s'écoule, non sans laisser, il est vrai, des traces toujours trop profondes
de son passage, mais contenu au moins dans les
bornes qu'il est permis à la puissance humaine de
lui assigner. Les moyens que j'ai conseillés seront encore nécessaires quelque temps après pour s'opposer à son retour. Il ne faudra pas s'empresser de ré-
tablir trop vite les communications suspectes. Tout
devra être réparé dans les appartemens des maisons
où il y aura eu des malades ; les cours et les escaliers en devront être blanchis, les chambres lavées
et purifiées à l'aide des solutions de chlorure de
chaux ou des fumigations de chlore. Les effets devront être soumis à l'action des mêmes moyens
désinfectans et ensuite aérés. Pour tout ce qui serait
incapable d'être lavé et purifié, et qui serait susceptible de recéler quelque germe d'infection, il convient de le brûler. C'est dans des cas pareils qu'il
faut surtout éviter de se laisser guider par une économie mal entendue ou un sordide intérêt.

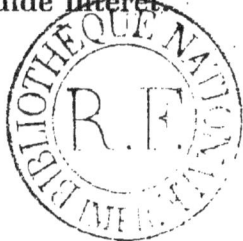